CONSIDÉRATIONS CLINIQUES

SUR LA

SCLÉROSE LATÉRALE

AMYOTROPHIQUE

A DÉBUT BULBAIRE

PAR

E. LALEMENT

DOCTEUR EN MÉDECINE

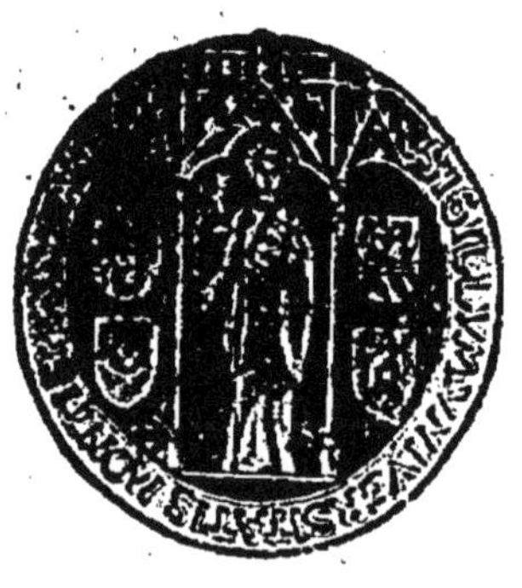

MONTPELLIER

IMPRIMERIE GUSTAVE FIRMIN ET MONTANE

Rue Ferdinand-Fabre et Quai du Verdanson

1899

CONSIDÉRATIONS CLINIQUES

SUR LA

SCLÉROSE LATÉRALE AMYOTROPHIQUE À DÉBUT BULBAIRE

PAR

E. LALEMENT

DOCTEUR EN MÉDECINE

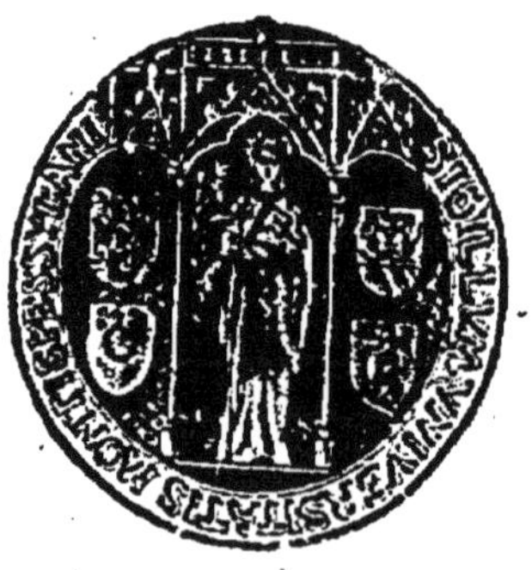

MONTPELLIER

IMPRIMERIE GUSTAVE FIRMIN ET MONTANE

Rue Ferdinand-Fabre et Quai du Verdanson

1899

PERSONNEL DE LA FACULTÉ

MM. VIALLETON . . . . Doyen
HAMELIN (✻) . . . . Assesseur

Professeurs

Hygiène	MM. BERTIN-SANS.
Clinique médicale	GRASSET (✻).
Clinique chirurgicale	TEDENAT.
Clinique obstétric. et gynécol.	GRYNFELTT.
Thérapeutique et matière médicale. . . .	HAMELIN (✻).
Clinique médicale	CARRIEU.
Clinique des maladies mentales et nerv.	MAIRET (✻).
Physique médicale	IMBERT
Botanique et hist. nat. méd.	GRANEL.
Clinique chirurgicale	FORGUE.
Clinique ophtalmologique	TRUC.
Chimie médicale et Pharmacie	VILLE.
Physiologie	HEDON.
Histologie	VIALLETON.
Pathologie interne	DUCAMP.
Anatomie	GILIS.
Opérations et appareils	ESTOR.
Microbiologie	RODET.
Médecine légale et toxicologie	SARDA.
Clinique des maladies des enfants	BAUMEL.
Anatomie pathologique	N...
Id. Bosc (Ch. du c.)	

Doyen honoraire : M. MAIRET (✻).
Professeurs honoraires: MM. JAUMES, DUBRUEIL (✻), PAULET (O. ✻).

Chargés de Cours complémentaires

Accouchements	MM. VALLOIS, agrégé.
Clinique ann. des mal. syphil. et cutanées	BROUSSE, agrégé.
Clinique annexe des mal. des vieillards. .	VIRES, agrégé.
Pathologie externe	De ROUVILLE, agr.
Pathologie générale	RAYMOND, agrégé.

Agrégés en exercice

MM. BROUSSE	MM. de ROUVILLE	MM. GALAVIELLE
RAUZIER	PUECH	RAYMOND
LAPEYRE	VALLOIS	VIRES
MOITESSIER	MOURET	IMBERT
BOSC	DELEZENNE	BERTIN-SANS

MM. H. GOT, *secrétaire.*
F.-J. BLAISE, *secrétaire honoraire.*

Examinateurs de la Thèse

MM. GRASSET (✻), *président.*	MM. RAUZIER, *agrégé.*
DUCAMP, *professeur.*	VIRES, *agrégé.*

La Faculté de Médecine de Montpellier déclare que les opinions émises dans les Dissertations qui lui sont présentées doivent être considérées comme propres à leur auteur; qu'elle n'entend leur donner ni approbation, ni improbation

A MON PÈRE

A MA MÈRE

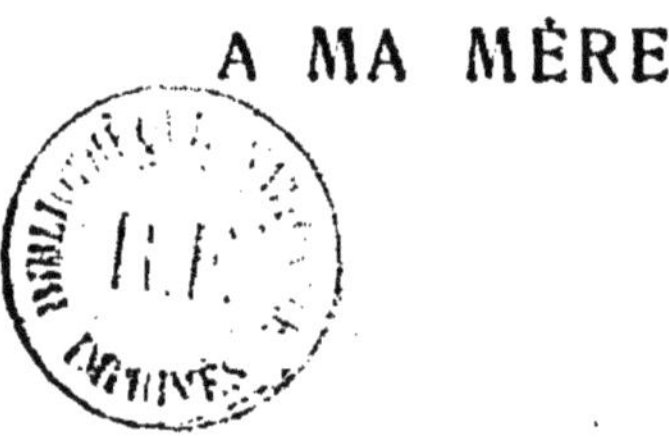

A MES FRÈRES ET BELLES-SOEURS

E. LALEMENT.

A MON PRÉSIDENT DE THÈSE

M. LE PROFESSEUR GRASSET

A M. LE PROFESSEUR-AGRÉGÉ RAUZIER

MEIS ET AMICIS

E. LALEMENT.

AVANT-PROPOS

Nous abordons avec tristesse l'acte final de notre scolarité. Tout un passé de jeunesse, de gaité, d'insouciance, va s'évanouir à jamais. N'est-ce pas assez pour ternir un peu la joyeuse émotion de ce jour dont nous caressions l'espoir depuis un si long temps? C'est un mélange de regrets et d'espérances qui remplit notre cœur, et, nous sommes à ce moment où l'on hésite, indécis, entre le souvenir des joies passées et la peur de l'inconnu.

Des regrets ! Ils nous viennent en nombre, mais ils sont surtout pour cette Faculté, où tant de souvenirs et de reconnaissance nous attachent. Auprès de tous nos Maitres, nous avons toujours été bien accueilli, et la sympathie qu'ils nous ont témoignée nous a donné confiance et courage.

M. le professeur Grasset a eu sur notre instruction médicale la plus grande influence. Jeune étudiant encore, nous étions venu à ses visites par curiosité ou par simple hasard. Mais bientôt nous fûmes séduit par le charme de sa parole, enthousiasmé de son talent, touché de sa bonté et de sa grande honnêteté médicale. Les longues années passées près de lui n'ont fait qu'augmenter notre admiration.

M. le professeur Grasset a bien voulu nous inspirer notre sujet de thèse et en accepter la présidence, c'est un honneur envié que nous n'osions espérer.

Depuis cinq années, nous suivons les consultations externes de M. le professeur-agrégé Rauzier. Attaché cette dernière année, à la préparation des consultations, c'est pour nous la plus grande récompense de notre zèle : nous le remercions de la grande confiance et de l'intérêt qu'il a bien voulu nous témoigner. En quittant cette Faculté, nous emportons de lui un souvenir ineffaçable ; ses leçons et ses exemples ont fait sur nous une profonde impression, et si plus tard nous obtenons quelque succès, c'est à lui que nous le devrons.

M. le professeur Forgue nous a toujours bien accueilli. Nous nous sommes fait, dans son service, à la pratique toujours délicate et pleine de responsabilités de l'anesthésie : nous ne saurions oublier combien nous lui devons. Nous remercions aussi M. le professeur Hédon de la bienveillance qu'il nous a souvent témoignée et de la bonté avec laquelle il nous a reçu.

Nous devons à M. le docteur Guérin-Valmale, chef de la clinique d'accouchements, les notions pratiques que nous possédons en obstétrique, et ce sont les plus précieuses. Sa diction brillante et facile, sa science étendue et profonde, retiennent auprès de lui de nombreux auditeurs ; qu'il nous permette de le remercier comme camarade et comme maître.

CONSIDÉRATIONS CLINIQUES

SUR LA

SCLÉROSE LATÉRALE

AMYOTROPHIQUE

A DÉBUT BULBAIRE

INTRODUCTION

Les maladies se présentent souvent par séries à l'observation. Le service de M. le professeur Grasset possède en ce moment une nombreuse, intéressante, nous pourrions dire presque complète, série de maladies du système nerveux, et, parmi elles, deux cas de sclérose latérale amyotrophique.

Deux cas, c'est de l'abondance, nous dirons mieux, c'est une fortune; car ils ne se présentent pas sous l'aspect classique, banal, auquel nous sommes habitués, et nous pensons leurs observations intéressantes par les réflexions qu'elles nous ont suggérées et l'enseignement que nous en tirerons.

Ainsi que toutes les espèces nosologiques bien définies, la sclérose latérale amyotrophique possède une description classique, un type fondamental, résumant en un tableau synthétique le plus grand nombre des cas se présentant en pratique. L'étude des maladies et celle du système nerveux en particulier,y gagne en clarté, en précision, le diagnostic y gagne en rapidité, le pronostic, en sûreté. Mais il s'en faut que tous les cas rentrent ainsi dans un cadre défini, et les nombreuses exceptions à la règle forment un groupe important.

Mais, ici, les exceptions ne confirment pas la règle, elles l'ébranlent, la divisent, pour lui permettre de s'adapter à elles. Quelle différence en effet entre nos malades et ceux que l'on voit habituellement ! Véritables paradoxes vivants, ils semblent un défi jeté à tous les pronostics, ils se rient des délais insuffisants, du cadre où ils sont à l'étroit, veulent faire leur maladie à leur guise, et poser pour eux-mêmes de nouvelles règles !

Ne lit-on pas partout, en effet, que les phénomènes bulbaires sont,dans la sclérose latérale amyotrophique, un signe fatal, l'annonce d'une phase ultime, où les phénomènes vont se précipiter et marcher rapidement vers une syncope finale ? Et bien, les deux malades qui sont la raison d'être de notre thèse sont, depuis des mois, depuis des années, en contradiction formelle avec les classiques. Le bulbe a ouvert chez eux la série des phénomènes paralytiques et atrophiques ; le diagnostic sitôt posé, fallait-il donc jeter l'alarme dans une famille éplorée, lui montrer le danger immédiat, à brève échéance ? Illusion que tout cela ! Loin de succomber à des lésions rapides, leur maladie marche lentement, semble s'immobiliser presque indéfiniment et reculer d'autant la fin redoutée.

Il nous a semblé que la clinique était encore peu habituée à cette évolution particulière ; et si l'attention a, depuis longtemps, été attirée sur le début bulbaire de la sclérose latérale amyotrophique,on n'a pas encore, que nous sachions, remarqué combien la marche et le pronostic se trouvaient, dans ce cas profondément modifiés.

C'est sous l'influence et suivant les conseils de M. le professeur Grasset que nous ferons ressortir les principaux points de cette étude. En choisissant pour titre : *Considérations cliniques sur la sclérose latérale amyotrophique à début bulbaire*, nous espérons éviter le reproche d'être incomplet.

C'est de parti pris que nous laisserons de côté tout ce qui a trait à l'étiologie, la pathogénie, l'anatomie-pathologique, le traitement, toutes choses absolument semblables dans la forme commune et dans la forme qui nous occupe.

Dans un court historique, nous rappellerons la création par Charcot de cette entité morbide, les attaques dont elle fut l'objet, son triomphe définitif. Nous ferons ensuite un tableau rapide de la forme classique et des formes anormales. Puis nous établirons un fait sans lequel tout un chapitre de notre thèse n'aurait plus sa raison d'être, nous voulons dire l'existence légitime de deux paralysies bulbaires, absolument distinctes l'une de l'autre : la première liée à la maladie de Duchenne, la seconde dépendant de la sclérose latérale amyotrophique.

Nous aborderons ensuite la diagnostic de la forme bulbaire qui fait notre sujet, les principaux traits qui la séparent des paralysies bulbaires et, en particulier, de la paralysie de Duchenne.

Enfin, dans un dernier chapitre, nous ferons ressortir combien dans cette forme la marche de la maladie est lente. Nous montrerons que le pronostic, bien qu'il reste fatal au point de vue de la terminaison, est relativement favorable quant à la durée, si l'on considère les formes communes ; que, dans tous les cas, il n'est pas empreint de gravité plus grande, et ne menace pas dans un court délai, comme on le dit haut et partout, l'existence du malade.

I. — HISTORIQUE

Il n'existe pas à vrai dire d'historique de la sclérose latérale amyotrophique. Volontiers, avec P. Marie, nous dirons : « Comme certaine déesse de l'antiquité, elle est sortie toute armée du cerveau de son créateur ; l'historique de cette maladie se résume en ces trois mots : *Maladie de Charcot* ». On n'a rien ajouté à la description que nous en a laissée Charcot dans ses leçons cliniques, et toutes les descriptions classiques, même les plus récentes, lui sont restées fidèles.

Dès 1869, Charcot publiait avec Joffroy deux observations où l'atrophie musculaire était associée à de la paralysie et à de la contracture. L'autopsie montrait une lésion des cornes antérieures, et une sclérose systématique des cordons. En 1871, paraissait une autre observation en collaboration avec Gombault, et en 1874, il exposait à la Société de biologie la caractéristique complète de la maladie, qu'il affirmait de nouveau en 1877 dans la thèse de Gombault et en 1885, avec Marie, dans les *Archives de neurologie*.

Tandis que tous, en France et à l'étranger, acceptaient et confirmaient par des faits nouveaux l'existence légitime de la « Maladie de Charcot », un seul, Leyden, professeur à Berlin, élevait la voix et protestait contre cette nouvelle variété nosographique et se refusait à en reconnaître l'existence autonome, distincte de l'atrophie musculaire progressive. Mais sa voix n'a pas eu d'écho, ses arguments ont été, un à un, réfutés par Charcot lui-même et par ses élèves, si bien qu'aujourd'hui, le vœu que formulait Charcot dans ses cliniques de 1877 se trouve complètement réalisé : « Je dois tout d'abord déclarer, disait-il, que les observations qui vont servir de fondement à ma description sont peu nombreuses encore, une vingtaine au plus. Mais il y a lieu de remarquer que la même chose s'est présentée, dans le temps, à propos de l'ataxie locomotrice progressive, Et cependant le tableau clinique tracé par Duchenne (de Boulogne) à l'aide d'un petit nombre de faits, il y a bientôt vingt ans, n'a pas vieilli. Il subsiste tel quel, aujourd'hui encore, dans ses traits les plus essentiels, sans avoir subi de modifications profondes. Puisse la description que je vais présenter de la sclérose latérale amyotrophique éprouver le même sort. »

II. — DESCRIPTION ANATOMO-CLINIQUE

Sclérose latérale amyotrophique, ce nom seul, critiqué de quelques-uns, vaut cependant toute une description. Il résume en trois mots l'anatomie pathologique et la symptomatologie. Deux lésions s'associent en effet dans la moelle pour former cette entité morbide : *la sclérose des cordons latéraux* ou plutôt des faisceaux pyramidaux, avec son cortège de phénomènes spasmodiques, et *l'atrophie des cellules des cornes antérieures*, avec l'atrophie musculaire qui en résulte. Sclérose latérale, lésion, répond à phénomènes spasmodiques, symptômes ; amyotrophie, symptôme, répond à atrophie des cornes antérieures, lésion. C'est donc, comme le dit M. le professeur Grasset, *l'association de deux syndromes anatomo-cliniques*.

Au bulbe, les territoires correspondants sont atteints. Les noyaux gris moteurs des nerfs hypoglosse, facial, trijumeau et nerfs mixtes sont atrophiés ; les pyramides antérieures, continuation du faisceau pyramidal, sont sclérosées, et la lésion s'étend à leur trajet pédonculaire, intra-cérébral, et même jusque dans l'écorce.

Toute l'histoire clinique de la maladie de Charcot est donc dans l'union d'une atrophie musculaire myélopathique et de phénomènes paralytiques et spasmodiques. Elle débute insidieusement, sans cause le plus souvent, par des fourmillements, de l'engourdissement dans une main, tout travail délicat devient impossible. La faiblesse gagne de plus en plus, et envahit les deux membres supérieurs qui sont bientôt fortement parésiés. Car c'est un fait constant et caractéristique que la paralysie survienne rapidement, avant toute atrophie. Il n'existe aucune relation entre elles, la paralysie se montre la première et est toujours plus marquée. En peu de temps l'impotence est augmentée par des phénomènes spasmodiques, exagération des réflexes, raideur plutôt que contracture, et l'atrophie musculaire, absolument comparable à l'atrophie d'Aran-Duchenne (aplatissement des éminences, creusement des espaces interosseux, griffe), vient compléter le tableau ; plus tard, elle envahit tout le membre.

Dans une deuxième phase, les mêmes phénomènes se produisent aux membres inférieurs : même engourdissement, même faiblesse, mêmes phénomènes spasmodiques ; mais l'atrophie, si marquée toute à l'heure, est beaucoup moins prononcée, fait presque défaut, ou ne survient que dans une période avancée. En revanche, les phénomènes spasmodiques sont plus marqués, si bien que la raideur et souvent la contracture sont un obstacle à la production du réflexe rotulien, du phénomène du pied, etc. ; parfois des crampes ou de véritables douleurs troublent la quiétude des malades ; les tendons, les masses musculaires, sont sensibles à la pression.

Une troisième phase survient alors, caractérisée par des phénomènes bulbaires, par le syndrome glosso-labio-laryngé. La langue, atrophiée, ridée, se paralyse, et reste collée au plancher de la bouche. Les lèvres s'amincissent, l'orbiculaire ne résiste plus à l'action des dilatateurs et des élévateurs de la lèvre supérieure; le voile du palais, flasque, pend inerte au fond de la bouche, les cordes vocales sont immobiles. Toutes ces paralysies, qui ont pour causes l'atrophie des noyaux bulbaires de l'hypoglosse, du facial, de la branche motrice du trijumeau, apportent une entrave plus ou moins absolue aux fonctions que commandent ces nerfs. La bouche et les lèvres toujours entr'ouvertes ne retiennent plus la salive abondamment sécrétée qui s'écoule au dehors. Le visage prend un aspect pleurard. La mastication et la déglutition deviennent laborieuses ; la langue et le voile du palais ne facilitent plus les mouvements et la descente du bol alimentaire. La phonation devient incompréhensible et nasillarde, c'est un grognement inintelligible.

Et le tableau s'accentue de plus en plus jusqu'au moment où la lésion atteint les noyaux du spinal et du pneumogastrique. La respiration s'embarrasse, le pouls s'accélère, et la syncope ou l'asphyxie sont les deux modes de mort habituels de ces malades, quand ils n'ont pas succombé à une pneumonie ou à toute autre maladie intercurrente. Cette terminaison fatale survient rapidement ; rarement elle se fait attendre plus de dix-huit mois ou deux ans, avec un minimum de six mois, et un grand minimum de cinq ans. De toutes les formes d'amyotrophies spinales chroniques, c'est la sclérose latérale amyotrophique dont le pronostic est le plus sombre.

III. — FORMES

A côté de cette forme commune se placent les formes anormales qui en diffèrent par leur mode de début. P. Marie en distingue trois, selon que celui-ci a lieu par les membres supérieurs, par le bulbe, ou par les membres inférieurs. Le premier, nous l'avons décrit ; le troisième ne présente rien de particulier ; c'est du second dont nous nous occuperons dans les chapitres suivants.

Parfaitement admis par Charcot dans ses premières descriptions, et par la plupart des auteurs qui l'ont suivi, le début bulbaire de la sclérose latérale amyotrophique fut repoussé par Déjerine, qui en nia la possibilité. Mais il lui fut objecté qu'un pareil début, admis par Charcot et Marie, n'est pas inadmissible théoriquement, tant que les noyaux du pneumogastrique et du spinal demeurent indemnes. D'ailleurs, les observations sont concluantes, Perret et Krishaber avaient déjà cité des faits dans lesquels le bulbe fut atteint tout d'abord, et Raymond rapporte dans ses leçons cliniques l'autopsie d'une vieille femme absolument décisive. Aujourd'hui les exemples abondent, et notre travail fera ressortir suffisamment l'existence et surtout l'intérêt de cette forme.

IV. — DES RELATIONS DU SYNDROME GLOSSO-LABIO-LARYNGÉ AVEC L'ATROPHIE MUSCULAIRE PROGRESSIVE ET LA SCLÉROSE LATÉRALE AMYOTROPHIQUE.

Destinée curieuse que celle de la paralysie glosso-labio-laryngée ! Incertaine du cadre nosographique où elle doit définitivement se fixer, elle erre au gré des théories les plus opposées, et pendant plusieurs années, avec autant de succès de part et d'autre, d'illustres adversaires se la disputent. Nous ne devons pas rester indifférents devant cette lutte, dont les diverses phases marquent pour nous un triomphe ou une défaite. Le syndrome glosso-labio-laryngé est-il sans réserve rattaché à la sclérose latérale amyotrophique, les limites de notre influence se trouvent reculées d'autant ; est-il rejeté tout entier sur l'atrophie musculaire progressive, notre travail n'a plus de raison d'être ; mais si, dans un juste milieu, elle est également partagée entre les deux espèces nosologiques, une importante question de diagnostic se trouve soulevée.

Inconnue jusque vers le milieu de ce siècle, c'est encore à Duchenne que nous devons la première description de la paralysie glosso-labio-laryngée, qui est restée un modèle. C'est en 1860 qu'il en a créé le type, nous apprenant à le voir, à l'analyser, à le décrire. Mais auparavant, vers le milieu de ce siècle, Aran et Duchenne avaient fait connaître l'atrophie musculaire progressive. Ils en avaient reconnu les caractères principaux : impuissance et atrophie des cornes antérieures. Cette atrophie musculaire protopathique, comme l'appela Charcot, régna quelque temps en maîtresse. Seule bien connue, seule nettement définie, elle engloba pendant plusieurs années des espèces que l'on devait plus tard en séparer.

C'est pendant cette période que Duchenne après avoir décrit la paralysie glosso-labio-laryngée saisit l'analogie qui existe entre elles ; il croit à une lésion destructive envahissant les noyaux de l'hypoglosse, du facial, de la branche motrice du trijumeau, et du nerf vague, substituant ainsi une cause centrale à l'atrophie périphérique des nerfs à laquelle on croyait jusqu'alors. Charcot démontre l'exactitude de ces faits en 1870 : « Il est permis d'affirmer, disait-il, que le processus morbide, quel qu'il soit, a affecté primitivement la cellule ». Dès lors on considéra la paralysie glosso-labio-laryngée, et, l'atrophie musculaire progressive comme deux affections similaires, la première siégeant au bulbe, la seconde à la moelle.

Entre temps, Charcot fait connaître la sclérose latérale

amyotrophique, bien distincte avec ses deux ordres de symptômes et son évolution beaucoup plus rapide. Deux types de myélopathies se trouvent alors en présence :

Type Aran-Duchenne, avec atrophie flasque ;

Type sclérose latérale amyotrophique avec atrophie spasmodique.

Le syndrome bulbaire fut alors autorisé à s'associer à l'un ou à l'autre type, et à se montrer indifféremment au début ou à la fin de leur évolution.

Puis, comme pris d'un regret, les élèves de Charcot et Charcot lui-même ne veulent plus faire de concessions. La paralysie bulbaire, dans la grande majorité des cas, et peut-être dans tous, disent-ils; n'est qu'un des symptômes de la sclérose latérale amyotrophique, elle en marque la fin ou le début, et quand elle se montre seule, c'est qu'elle a tué le malade avant l'apparition des autres symptômes. Florand, dans sa thèse, défend avec énergie cette théorie, et Vulpian, que soutient Déjerine, émet la même opinion.

La maladie de Duchenne, fortement ébranlée à cette époque, se trouve successivement démembrée au profit de la pachyméningite cervicale hypertrophique, des formes familiales d'atrophies musculaires myopathiques, de la syringomyélie, et même de la polynévrite : l'atrophie musculaire progressive dans ses formes médullaire ou bulbaire n'existait plus !

Cette théorie était trop absolue, la réaction vint. Charcot, le premier, s'aperçut bien vite que cette doctrine était trop exclusive, et s'éleva contre sa généralisation. Raymond à son tour admit une forme de paralysie bulbaire indépendante de la sclérose latérale amyotrophique, et cita une autopsie où était notée la seule atrophie des noyaux moteurs du bulbe. Des observations de Déjerine, de P. Marie, de Pitres, vinrent confirmer ce fait, et la thèse récente de Jean Charcot l'établit d'une façon définitive. Il existe donc deux variétés importantes de paralysie glosso-labio-laryngée, dont l'une est à la sclérose latérale amyotrophique ce que l'autre est à l'atrophie musculaire progressive.

Il nous a paru utile d'établir l'existence de ces deux variétés, afin de légitimer la partie la plus importante de notre diagnostic différentiel.

OBSERVATIONS

Observation Première

(Service de M. le Professeur Grasset)

Jean L..., 56 ans, ne peut plus articuler de sons depuis 6 mois. Il entre dans le service le 27 avril 1899. (Salle Fouquet n° 1.)

On relève peu *d'antécédents héréditaires*. Le père reçut, à 60 ans, un violent coup et aurait succombé aux suites deux ans plus tard. La mère, à la nouvelle de cette mort, aurait été atteinte, semble-t-il, d'apoplexie cérébrale, elle avait 33 ans. Remarquons qu'ils avaient près de 30 ans de différence. Trois ou quatre frères ou sœurs sont morts en bas âge. Il n'y a pas de tares nerveuses dans la famille.

Le malade s'est toujours bien porté, raconte ou plutôt nous écrit ses *antécédents personnels* avec beaucoup de détails, d'ailleurs sans importance. Un eczéma à la jambe à 11 ans, à 13 ans une poussée d'angine, à 31 ans une poussée d'eczéma dans la région poplitée droite, à 32 ans une pneumonie, puis des éruptions successives d'urticaire. Enfin, il y a 12 ans, une poutre est tombée sur la face dorsale de son pied droit, il en a souffert pendant cinq mois. Le malade n'a jamais fait d'excès, n'aime pas l'alcool, n'a jamais eu la syphilis.

La maladie actuelle remonte à 4 ans. *Les phénomènes bulbaires ont apparu les premiers;* presque aussitôt après, la faiblesse et la fatigue se montraient dans tous les membres.

Il est impossible de demander au malade une grande précision sur ce début. Il affirme que la maladie a débuté par la difficulté de la prononciation, sans pouvoir distinguer si celle-ci provenait du larynx, de la langue ou du voile du palais, bref, la parole était devenue moins facile. Presque en même temps, les membres devenaient faibles, mais la jambe droite surtout, qui se fatiguait de peu, sans douleur appréciable.

Les deux lésions ont, depuis, marché simultanément, la parole devenait de moins en moins facile ; la déglutition se troublait à son tour et, à la suite d'un froid, en 1897, la parole s'est rapidement perdue, et a disparu depuis six mois. En même temps, le membre inférieur droit devenait moins fort, quelques douleurs peu intenses et intermittentes apparaissaient ; quelques contractures lui raidissaient le membre. Et c'est ainsi que le malade est entré dans l'état où nous le trouvons.

L'impossibilité de parler est à peu près absolue. A et O sont assez bien prononcés, E est dit comme A, l'I est méconnaissable. Les dentales D et T ne peuvent être prononcées, A et P ne le sont guère mieux et ressemblent à M.

Les lèvres paraissent un peu atrophiées, elles résistent mal aux doigts qui cherchent à les écarter, et le malade écrit lui-même : « Je n'ai pas de vent non plus puisque je ne puis souffler à une chandelle. » La lèvre inférieure se renverse en dedans ; le malade ne peut rire ni faire la moue. La langue, atrophiée, ridée, sans cesse tourmentée de tremblements fibrillaires, ne peut dépasser l'arcade dentaire. Le voile du palais pend inerte et reste insensible aux excitations. L'alimentation est rendue difficile par toutes ces paralysies : « les aliments passent du côté de la respiration et le font tousser ». La salive remplit continuellement la bouche et s'écoule en dehors, il ne peut l'expulser du fond de la gorge que par des efforts de vomissements.

Le réflexe pharyngien est aboli, mais *le réflexe massétérin* est très net et s'obtient soit par le procédé classique de percussion d'un objet appuyé au niveau des canines et petites molaires inférieures, soit par la percussion directe de la partie inférieure du masséter. Le malade signale de la raideur sous le menton ; quand il baille, les muscles abaisseurs des maxillaires inférieurs entrent pour ainsi dire en contraction et s'opposent à la fermeture immédiate et facile de la bouche. Les mouvements de diduction se font bien. Le masséter et les muscles de la houppe du menton ont des contractions fibrillaires très nettes.

Aux bras, rien de particulier, sensibilité, motricité, nutrition, normales, pas de réflexes.

Les deux membres inférieurs sont un peu faibles, on s'oppose assez facilement aux mouvements de flexion et d'extension. Le gauche est peu atrophié, mais le droit a perdu 1 cent. au mollet, et 4 centimètres à la cuisse. Pas de raideur ni de contracture, sauf au pied droit, dont les mouvements des orteils sur le pied et du pied sur la jambe sont presque impossibles. Le réflexe rotulien, très exagéré à gauche, l'est un peu à droite ; la danse de la rotule s'obtient, certains jours, avec la plus grande facilité des deux côtés ; la trépidation épileptoïde est impossible à obtenir, et tous les muscles des deux membres sont parcourus de contractions fibrillaires qui prennent par moment une forte intensité. Les diverses sensibilités sont normales des deux côtés. La démarche est spasmodique, le pied droit tourné en dedans et tombant. A la jambe droite, on trouve de plus quelques douleurs la nuit, tantôt la traversant selon son axe, tantôt à la façon des symptômes segmentaires prenant le pied en chausson. Quelques points douloureux sont déterminés à l'anneau du 3me adducteur, à la tête du péroné, à la malléole externe. Le pied droit est un peu en varus équin : enfin, la face dorsale du pied droit est œdémateuse et d'une température un peu élevée, la jambe, au contraire, est plus froide. Pas de troubles du côté des sphincters.

Ce malade nous présente donc une *sclérose latérale à début bulbaire datant de quatre ans.* Du côté du bulbe, le diagnostic ne souffre pas de discussion ; mais pour les membres inférieurs nous pensons à un second foyer de sclérose latérale amyotrophique, dont les symptômes se confondent ou se contrarient à droite avec ceux *d'une polynévrite.* Pour la sclérose il y a des deux côtés : faiblesse, exagération des réflexes, danse de la rotule, contractions fibrillaires ; pour la polynévrite à droite : les douleurs et les points douloureux, les troubles vaso-moteurs, l'atrophie plus marquée, et l'exagération moindre du réflexe rotulien, dont la moindre intensité, malgré les phénomènes spasmodiques généraux, tient certainement à la polynévrite qui tend à le diminuer.

Observation II

(Service de M. le professeur Grasset)

Antoinette M..., 24 ans, sans profession, entre à l'hôpital le 15 janvier 1898 (salle Espéronnier, n° 5). La parole, les mouvements de la main, la marche, sont devenus d'une grande difficulté.

Ses *antécédents héréditaires* sont lourds au point de vue nerveux : le père s'est toujours bien porté ; la mère était d'un tempérament inquiet et impressionnable. Deux frères se portent bien, une sœur de 14 ans est sourde-muette. Une tante, du côté de la mère, est morte à l'asile des aliénés de Montpellier ; le grand-père paternel, vers 60 ans, fut atteint de démence sénile.

Dans les *antécédents personnels*, on ne relève que la rougeole. L'intelligence est peu développée, mais la diminution notable et ancienne de l'acuité auditive n'y est peut-être pas étrangère.

Le début remonte à 8 ou 9 mois (mai 1897). La couture, les mouvements délicats des doigts, deviennent moins faciles, mais sans douleurs. Presque aussitôt, la parole, jusque-là très compréhensible, malgré la diminution de l'ouïe et un léger défaut de langue, devient difficile et embarrassée.

A partir de juin, après une vive frayeur, les troubles de la parole s'accentuent, puis les mains s'amaigrissent, les mouvements deviennent de plus en plus difficiles ; enfin la démarche, jusque-là normale, devient lente et pénible : elle entre à l'hôpital.

Voici son état en janvier 1898, neuf mois après le début : l'atrophie des muscles de la main est profonde. Les muscles des éminences thénar et hypothénar ont presque entièrement disparu. Les espaces interosseux sont déprimés, les métacarpiens font saillie sous la peau ; la première phalange des doigts est étendue, les deux autres fléchies : c'est la griffe. Le pouce est fléchi ; les mouvements d'opposition sont impossibles. L'atrophie des avant-bras est peu marquée ; les mouvements du bras, de l'épaule, du cou, se font bien.

La marche est très difficile, ce n'est qu'avec de grandes difficultés, en s'appuyant à de solides points d'appui, qu'elle peut avancer de quelques pas, les jambes un peu écartées, les pieds frottant le sol. Les membres inférieurs ont peu de traces d'atrophie, mais ils sont parésiés.

Les réflexes sont partout exagérés, sans contractures ni raideur ; par la percussion de l'avant-bras, la main se fléchit brusquement pour revenir aussitôt à sa position primitive ; la percussion du biceps fléchit l'avant-bras, celle du grand pectoral rapproche le bras du tronc ; on peut aussi, par des percussions plus limitées, faire contracter successivement chacun des muscles de l'avant-bras, fléchisseurs et extenseurs. L'exagération du réflexe rotulien est nette, et les percussions répétées du tendon provoquent le soulèvement tétanique du membre. Au pied, la trépidation épileptoïde se manifeste longuement ; *le réflexe massétérin est net.*

La phonation est profondément atteinte, la voix est affaiblie, à peine distincte, nasonnée, les mots très mal articulés. Les lettres B et P sont prononcées comme M, un peu mieux le nez étant fermé. Les lèvres sont peu atrophiées, l'orbiculaire se contracte, quoique imparfaitement. La langue est ridée, vallonnée, incessamment agitée de tremblements fibrillaires, les mouvements de latéralité se font mal, elle dépasse à peine l'arcade dentaire. Le voile du palais est flasque, pendant, sa contraction réflexe est conservée. La déglutition n'est pas possible, la malade mange et boit, mais lentement.

Les sensibilités, au contact, à la douleur, à la température, sont intactes. L'acuité visuelle est normale, les mouvements de l'œil se font bien.

Nous savons que l'acuité auditive est faible depuis la naissance. Les fonctions psychiques ne sont pas troublées depuis le début. Les autres organes ne présentent rien de particulier. Les sphincters fonctionnent bien.

Depuis, la maladie a progressé. Actuellement, en juin 1899, l'atrophie des avant-bras et des bras est beaucoup plus marquée, l'atrophie de la main presque absolue, les réflexes des membres supérieurs très exagérés. Les membres inférieurs sont encore peu atrophiés, les phénomènes spasmodiques y dominent. Il y a de la raideur, presque de la contracture, ce qui n'empêche pas d'y percevoir la danse de la rotule, la trépidation épileptoïde, l'exagération tétanique du réflexe rotulien. La marche, spastique, est impossible ; la jambe et le pied, sans force, fléchissent, avancent par centimètres, sont immobilisés par la raideur et les phénomènes spasmodiques ; si la malade n'était soutenue de chaque côté, elle s'affaisserait immédiatement.

Le syndrome glosso-labio-laryngé est au complet. La langue, très atrophiée, toujours en contractions fibrillaires, dépasse, avec peine, l'arcade dentaire. Les lèvres sont un peu amincies, se ferment sans force, et ne permettent pas à la malade de souffler. Tout le territoire du facial semble pris, la mimique n'est pas très facile, l'orbiculaire des paupières est sans puissance. Le mouvement de diduction, dont l'abolition est d'un pronostic fatal, se fait bien. La voix est la même qu'à l'entrée, mais la déglutition se fait plus mal, l'engouement est fréquent; malgré cela, la malade n'a pas la bouche inondée de salive comme on serait en droit de s'y attendre.

C'est, en somme, *une sclérose latérale amyotrophique évoluant depuis deux années entières*, ayant envahi simultanément les noyaux moteurs bulbaires et la partie de la moelle commandant aux membres supérieurs, avec prédominance, pendant quelques mois, de troubles bulbaires. La marche de la lésion est progressive, mais lente ; le pronostic à courte échéance n'est pas plus alarmant qu'à l'entrée de la malade, il y a un an et demi.

Observation III

(Communiquée par M. le professeur-agrégé Rauzier)

Il s'agit d'une dame R..., sans profession. *Le début* remonte en 1886. Il fut marqué par des *phénomènes bulbaires*, troubles laryngiens et salivation. La déglutition devint rapidement gênée et les aliments refluaient quelquefois dans les fosses nasales. Alors seulement, apparaissent les douleurs et une impotence progressive dans les membres supérieurs et inférieurs avec exagération des réflexes et trépidation épileptoïde. Puis, les membres se déforment et présentent des contractures douloureuses. Les troubles laryngiens augmentent d'intensité, enfin, l'ardoise devient indispensable.

Ces quelques notes rétrospectives nous ont été données par M. le professeur Rauzier, qui avait observé Mme R... au début même de sa maladie, et nous devons aussi à son obligeance, une observation détaillée sur son état au 26 novembre 1892 :

Emaciation extrême des extrémités supérieures, disparition complète des éminences thénar et hypothénar des deux côtés, ainsi que des interosseux, griffe Aran-Duchesme typique; la main est impotente, les avant-bras et les bras sont amaigris, mais sans déformations ; tous les mouvements sont possibles, les réflexes sont exagérés.

Les membres inférieurs sont frappés de paralysie spasmodique ; les genoux, collés l'un à l'autre, sont difficiles à séparer, les jambes fléchies à angle droit sur les cuisses. Les réflexes sont très exagérés ; la percussion ou le contact des membres provoquent de véritables douleurs.

Une salivation très abondante oblige la malade à s'entourer la tête d'un bandeau pour en empêcher l'écoulement. Les lèvres et surtout l'inférieure sont entr'ouvertes et retournées en dehors. La langue est atrophiée, immobile et collée au plancher de la bouche. L'aphonie est complète, aucun mot ne peut être prononcé, on entend seulement quelques sons rauques et sans aucune signification. Le voile du palais pend inerte, la dysphagie est prononcée quand la malade est assise; elle ne peut avaler sans étouffer quand elle est couchée. *Le réflexe massétérin est exagéré.*

Au moindre mouvement, surviennent des crises de dyspnée, le pouls est fréquent, irrégulier, l'intelligence normale. Cet état inquiétant se maintient encore plus d'un an. Mais, en décembre 1893, surviennent des crises d'étouffement, de la difficulté de plus en plus grande à avaler, la salivation s'est complètement arrêtée. Elle ne peut plus se servir de ses mains pour écrire, les mouvements de l'avant-bras sont abolis, l'intelligence est légèrement obnubilée. Les sphincters fonctionnent bien. Enfin, les jours suivants, elle ne peut plus avaler une goutte de liquide, continue cependant à se lever, et meurt, le 24 décembre 1893, après une agonie de trois jours, en pleine connaissance.

Les phénomènes bulbaires, liés à une sclérose latérale amyotrophique, avaient débuté en 1886. *Leur durée fut de plus de 7 ans.*

Observation IV

(Résumée)

Charcot et Joffroy. — *Archives de physiologie*, 1869

Catherine Aubel. La malade fait remonter le début de l'affection au 6 septembre 1864, après une couche. A cette époque, impossibilité de se lever, les jambes sont trop faibles. Vers le 20 septembre, douleur dans les mains et faiblesse progressive des membres inférieurs. Vers le 1er octobre, moins d'un mois après le début, « elle est prise de la langue », selon son expression, et la parole commence à devenir très embarrassée. Elle est admise, le 11 octobre, à l'hôpital Saint-Antoine; les notes suivantes datent du 11 septembre 1865.

Paralysie de la partie inférieure de la face, impossibilité de siffler ni souffler ; parole presque inintelligible, voix nasonnée. La langue est ratatinée, sa face dorsale est le siège de mouvements fibrillaires, ses mouvements sont difficiles, surtout l'élévation vers le palais. La salive s'écoule constamment. Constriction pharyngienne et déglutition difficile. Rien au cœur ni aux poumons.

Atrophie des bras et de l'avant-bras. Les éminences thénar et hypothénar sont surtout affectées, les mouvements sont limités et lents. Les symptômes sont surtout marqués à droite.

Pas d'anesthésie.

La malade ne peut marcher ni se tenir debout ; les membres inférieurs sont amaigris, mais sans déformation, ils ont un certain degré de raideur ou de contracture. Un grand nombre de muscles sont le siège de mouvements fibrillaires, surtout dans la partie supérieure du corps, et la percussion des muscles de l'avant-bras détermine des mouvements de flexion, d'extension, de supination.

Tels sont les symptômes en 1865. Ils persistent sans changement notable jusqu'en 1869. Ils ont seulement augmenté peu à peu.

Le 5 février 1869, asphyxie grave et subite; la malade succombe le 11, après avoir présenté une légère amélioration momentanée.

L'autopsie confirme l'existence d'une sclérose latérale amyotrophique. La maladie avait mis près de 4 ans 1/2 à évoluer.

Observation V

(Résumée)

Leyden. — *Archiv. für Psych.* 1871.

H..., 62 ans. Depuis 15 ans, difficulté de la déglutition par accès. En 1868, après refroidissement, gène de la prononciation ; cinq mois après, salivation abondante, puis gêne de la mastication. En 1869, paralysie des lèvres, puis de la joue gauche. En octobre, langage inintelligible ; en janvier 1870, trouble très marqué de la déglutition. Crampes dans les mollets, puis faiblesse croissante des muscles du ventre et du rachis et de la jambe gauche. En juillet 1870, faiblesse des muscles de la nuque.

Examen le 21 novembre 1870. — Physionomie blafarde : effacement du sillon naso-labial ; tremblement de la lèvre inférieure pendante ; difficulté à fermer la bouche ; traits un peu tirés à gauche ; impossibilité de siffler, de souffler. Atrophie notable de la langue appliquée sur le plancher de la bouche et agitée de mouvements fibrillaires. Mastication et déglutition très difficiles. Langage articulé à peu près impossible. Affaiblissement des muscles de la nuque. Atrophie, surtout des membres supérieurs. Marche lente et hésitante. Aggravation progressive. — Mort, trois ans après le début, le 17 juin 1871.

Autopsie. — Atrophie de la moelle limitée aux parties motrices antérieures, s'étendant jusqu'à la moelle allongée, avec son maximum dans les cordons latéraux. La substance grise des cornes antérieures présente des cellules graisseuses et ratatinées.

Il manque dans cette observation l'*état des réflexes*. Leyden, de *parti pris*, ne les recherchait pas. Mais l'autopsie y supplée, et avec un maximum d'atrophie dans les cordons latéraux, les phénomènes spasmodiques ne sauraient manquer. C'est donc une sclérose latérale amyotrophique à début bulbaire, ayant duré trois ans.

Observation VI

(Résumée)

Leçon clinique de Brissaud, 10 novembre 1893

Il s'agit d'un homme d'une trentaine d'années. La date du début est précise. Le 1er octobre 1891, il était bien portant. Ce jour-là, il ressentit dans le bras droit une fatigue pénible, presque douloureuse, avec une faiblesse singulière, mais rien de plus.

Un mois plus tard, jour pour jour, la parole devint embarrassée et la déglutition difficile. Le membre supérieur gauche ne fut envahi que le 15 février. Puis, ce fut le tour du membre inférieur droit et enfin, du membre inférieur gauche, qui, eux aussi, commencèrent par être le siège de la même fatigue, de la même lourdeur pénible, de la même faiblesse. Le malade vint à la Salpêtrière à la fin de mars 1892.

A ce moment, le visage est immobile comme un masque, la bouche ouverte, la langue petite, ratatinée, ridée, parcourue d'ondulations fibrillaires. Les labiales, linguales, gutturales, nasales, sont mal prononcées.

Tous les groupes musculaires du membre supérieur sont amoindris et présentent des contractions fibrillaires, les mains sont en attitude spasmodique, il y a exagération des réflexes carpiens et olécrâniens.

Aux membres inférieurs, atrophie en masse, mais ce qui domine, c'est le spasme sous la forme tonique. Tous les réflexes tendineux y sont très exagérés.

Le diagnostic de sclérose latérale amyotrophique n'était pas douteux, et l'autopsie fut confirmative. Or, le malade paraît avoir succombé quelques jours (la date n'est pas précisée) avant la leçon du 13 juillet 1894, où Brissaud relate son autopsie, c'est-à-dire *deux ans et demi* après l'apparition de phénomènes bulbaires presque initiaux.

Observation VII

(Résumée)

Leçon clinique de Raymond, 8 janvier 1897

C..., autrefois domestique, 55 ans, est admise à la Salpétrière, le 1er septembre 1896. Elle était d'un caractère irascible et d'une intelligence moyenne. Antécédents peu chargés, une sœur épileptique.

Début en septembre 1895 par de la difficulté pour articuler, pour prononcer certaines syllabes, et de l'abattement général. L'embarras de la parole va en s'accentuant, bientôt la mastication et la déglutition sont gênées.

En juin 1896, neuf mois après l'apparition des phénomènes bulbaires, le bras droit devient lourd, gêné dans ses mouvements ; trois mois après, c'est le tour du bras gauche.

Examinée le 15 octobre 1896, elle présente de la paralysie de la partie inférieure du visage, qui a l'aspect d'un masque, et ne peut ni siffler ni souffler, de la paralysie et de l'atrophie de la langue qui ne peut être tirée, les aliments ne peuvent être déglutis du premier coup, et refluent vers le nez. Il existe de la dysarthrie laryngée, le réflexe massétérin est très exagéré, il en résulte une sorte de trépidation de la mâchoire.

Aux membres supérieurs, parésie motrice plus prononcée à droite ; contracture, atrophie musculaire diffuse, réflexes exagérés. Le cou est rigide, comme immobilisé dans une même attitude.

Aux membres inférieurs, peu d'atrophie, force conservée, mais il existe un certain degré de rigidité musculaire ; la malade peut encore marcher ; réflexes exagérés.

Depuis lors, la maladie a fait des progrès lents. En juin 1897, la langue est plus atrophiée, les mouvements des mâchoires presque abolis, les troubles de la mastication, de la déglutition, de la prononciation sont les mêmes. L'atrophie des mains est plus marquée, la marche plus difficile.

Le diagnostic de sclérose latérale amyotrophique fut posé, et l'autopsie confirmative eut lieu, quelques semaines avant la publication de cette leçon, en 1898. Nous estimons au moins à deux ans et demi la durée de la maladie.

Observation VIII

(Résumée)

Charcot et Marie, in *Archives de neurologie*, 1885

Bornie..., 68 ans, couturière. Début en novembre 1882 par de la difficulté de la parole, « il semblait qu'elle grelottait lorsqu'elle se mettait à parler ». A ce moment déjà, elle mangeait un peu difficilement.

En mars 1883, attaque apoplectiforme, qui ne laisse après elle aucune paralysie, mais les troubles de la parole et de la déglutition augmentent rapidement. En mai 1883, elle parle fortement du nez, ne peut plus manger que des aliments liquides et des panades. Le travail à l'aiguille n'est plus possible, la malade se sent faible.

En novembre 1884, la bouche s'ouvre imparfaitement, la salive s'écoule ; langue atrophiée, ridée, paralysée. La malade ne peut articuler, siffler, souffler ; réflexe massétérin exagéré.

Aspect caractéristique des membres supérieurs : griffe, atrophie.

Membres inférieurs un peu raides, peu atrophiés ; mouvements du pied difficiles, la marche est impossible.

Les muscles de tout le corps sont agités de palpitations fibrillaires. Pouls 144, respiration 24.

La malade s'affaiblit rapidement et meurt, probablement par syncope, le 27 novembre 1884. Autopsie confirmative d'une sclérose latérale amyotrophique à début bulbaire, ayant duré deux ans.

Observation IX

(Résumée)

Vulpian. — Leçons sur les maladies de la moelle

Il s'agit d'une dame russe de 45 ans qui vint consulter Vulpian. Deux ans avant, difficulté pour parler, puis la déglutition devint gênée. Ces deux symptômes augmentent peu à peu. Pendant un an, les lèvres, la langue, le voile du palais, furent seuls pris. Puis le bras droit s'affaiblit, ensuite la main gauche.

Impossibilité d'articuler le moindre mot, déglutition très difficile. Le rire, la moue, sont impossibles ; langue immobile, chiffonnée, salivation abondante.

Atrophie considérable de la main droite, griffe ; la main gauche est bien moins prise.

La malade n'a pas été revue. Elle promenait une sclérose à début bulbaire depuis deux ans.

Observation X

(Résumée)

Raymond, leçon clinique du 8 janvier 1897

C..., 55 ans, est admis à la Salpêtrière le 17 novembre 1896. Deux pneumonies, un érysipèle de la face, pas de syphilis, quelques excès de boisson, comme antécédents.

Début en avril 1896 par une certaine difficulté à parler,

son entourage remarque également cet embarras de la parole ; puis gêne dans la gorge en avalant ; le malade ne peut siffler, souffler, cracher ; déglutit avec difficulté ; il grince des dents la nuit, les mouvements de la langue sont légèrement gênés.

Examen de janvier 1897 : la partie inférieure de la face n'est plus expressive, tremblements fibrillaires des massèters. Les lèvres et la langue sont atrophiées, paralysées incomplètement; la langue dépasse avec peine d'un centimètre le rebord labial, elle est agitée de contractions fibrillaires.

Voix nasonnée, mastication laborieuse, réflexe massétérin très exagéré, mouvements de diduction presque abolis, réflexe pharyngien normal.

Aux membres supérieurs : indices de parésie, manifestations spasmodiques (réflexes exagérés, contractions fibrillaires). Aux membres inférieurs : un peu de gêne de la marche, pas de réflexes exagérés ni de mouvements fibrillaires.

C'est donc une sclérose à début bulbaire, à son 8me mois d'évolution.

DIAGNOSTIC

Le diagnostic de la sclérose latérale amyotrophique à début bulbaire peut être de la plus grande facilité ; il peut présenter, au contraire, d'insurmontables difficultés. C'est une question de période ou de degré.

D'une façon générale on peut être consulté dans une première phase, au moment où les phénomènes bulbaires existent seuls, ou dans une deuxième phase, quand la maladie, descendant dans la moelle, ou l'attaquant par un second foyer se complique de troubles des membres supérieurs ou des membres inférieurs. La première phase, de beaucoup la plus intéressante, nous arrêtera longtemps ; quant à la seconde, est-il besoin de dire que le diagnostic se fera soit par les troubles bulbaires, ainsi que nous l'indiquons plus loin, soit par les phénomènes parétiques, atrophiques et spasmodiques des membres que nous avons suffisamment décrits dans un chapitre précédent.

Nous sommes en présence d'un malade chez lequel nous constatons l'existence de troubles fonctionnels dans les parties qu'innervent les nerfs bulbaires. Voyons les difficultés du diagnostic que nous devons surmonter pour affirmer que c'est bien une sclérose latérale amyotrophique qui frappe d'emblée le bulbe.

A une période tout initiale, quand les symptômes sont

peu accentués, ou limités à un organe, il est vraiment facile d'en méconnaître leur véritable cause, et des erreurs peuvent être commises par les médecins les plus expérimentés. « Duchenne a vu, au début de la maladie qu'il a fait connaître, la gêne de la déglutition faire croire à une pharyngite simple, la salivation à une stomatite, le nasonnement à une angine gutturale. — Un peu d'attention suffirait peut-être pour éviter ces fautes, car on ne trouve alors aucun des symptômes physiques qui caractérisent la pharyngite, la stomatite, l'angine gutturale. » Nous pensons, malgré cette dernière restriction d'Hallopeau qu'il doit être des cas d'une grande difficulté, tant qu'un groupe de symptômes ne s'est pas accusé. Ces cas sont en dehors de toute description, et ne relèvent que du tact et de la sagacité de l'observateur.

Nous arrivons ainsi à la forme la plus intéressante. Devant nous est une paralysie bulbaire à peu près complète, sans autres manifestations dans les membres. A quels signes y verrons-nous un début de sclérose latérale amyotrophique, et celui-ci une fois reconnu, de quels autres syndromes ou lésions faudra-t-il le différencier ?

Aussi insidieuse dans sa marche que la forme commune, la sclérose latérale amyotrophique, à début bulbaire, s'installe sournoisement, sans bruit. C'est habituellement une gêne dans l'articulation, une difficulté de la phonation qui surprend le malade et son entourage, « on croit qu'il a bu un coup ». Mais cela dure et ne fait qu'augmenter. Quelques malades éprouvent aussi, à cette période, au moment où ils vont parler, une sorte de trémulation du maxillaire inférieur, il semble que « le froid les fait claquer des dents ». Puis ils mangent et avalent moins facilement ; la mastication est plus longue, ils ont quelque peine à faire passer le bol alimentaire dans l'œsophage et, pour un rien, lui feraient faire fausse route. Peu à peu, d'autres symptômes viennent s'ajouter aux troubles précédents, eux-mêmes s'accentuent et se complètent.

L'aspect du malade revêt son cachet spécial : contrastant avec la partie supérieure du visage, qui a conservé sa mobilité normale, la partie inférieure, immobile, figée, prend l'aspect d'un masque. Les lèvres, tantôt amincies et collées contre les dents, tantôt en ectropion et tombantes, ne peuvent se rapprocher avec force, et la bouche, constamment ouverte, laisse s'écouler une salive dont l'abondante sécrétion est un signe fréquent. La paralysie de l'orbiculaire des lèvres laisse prendre à la face un aspect spécial, l'orifice buccal s'élargit, les sillons naso-labiaux se creusent, la physionomie prend un air pleurard. La langue s'atrophie, ses bords s'échancrent, elle se creuse de sillons, et bientôt elle reste collée au plancher de la bouche. Le voile du palais se paralyse et pend inerte au fond de la gorge ; les muscles intrinsèques du larynx sont dans un état parétique, et les muqueuses du larynx, de la trachée, du pharynx et de l'œsophage ont perdu leur excitabilité réflexe. La langue, le massèter, les muscles du menton sont agités de tremblements fibrillaires, indice de leur dégénérescence.

Ces paralysies troublent gravement les fonctions des organes atteints. La mimique est difficile, le malade ne peut rire, siffler ou souffler. La mastication et la déglutition sont compromises par la paralysie de la langue et du voile du palais. La phonation, d'abord à timbre nasal, devient incompréhensible, un grognement inintelligible, les lettres qui demandent pour être prononcées le concours des lèvres, de la langue et du voile du palais, ne peuvent plus être prononcées, et la phrase de Charcot, rend très bien le tableau : « Une ardoise dans la main droite, un mouchoir dans la main gauche, ainsi se présente le malade atteint de paralysie glosso-labio-laryngée.

A ces *troubles atrophiques et paralytiques*, se joignent des *phénomènes spasmodiques* qui sont la vraie caractéristique de la maladie. Impossibles à mettre en évidence à la langue, au voile du palais, au pharynx, ils ne sont évidents qu'au masséter, et consistent dans l'exagération de son excitabilité réflexe. Pour l'obtenir, on prie le sujet de tenir la bouche entr'ouverte, mais sans raideur. On applique sur les canines et petites molaires inférieures l'extrémité d'un coupe-papier ou le manche d'une cuiller, et on percute légèrement sur la partie comprise entre l'arcade dentaire et la main, à l'aide d'un marteau à percussion, ou d'un objet quelconque rigide. Chez un sujet normal, le maxillaire reste immobile, ou s'élève insensiblement. Mais, chez un malade à excitabilité réflexe du bulbe exagérée, le maxillaire se rapproche nettement du supérieur par contraction brusque, à chaque percussion.

Lorsqu'un malade présente, en même temps que *les atrophies et les paralysies du syndrome bulbaire, un réflexe massétérin exagéré*, on peut affirmer qu'il est atteint de sclérose latérale amyotrophique. Le diagnostic est en général facile, malgré le nombre considérable de lésions qui peuvent faire naître le doute dans l'esprit du médecin.

En première ligne, il faut citer la *paralysie glosso-labio-laryngée de Duchenne*. C'est avec elle que doit se faire le premier diagnostic différentiel ; en pratique, ce sera souvent le seul et le plus important. Nous aurions pu réserver pour cette partie du diagnostic la description de la sclérose à début bulbaire et la convertir en une sorte de parallèle avec la paralysie glosso-labio-laryngée, mais nous avons pensé que ce tableau eût été fastidieux, les deux maladies se ressemblant trop, et le parallèle n'eût été qu'une suite de répétitions. *Point par point*, il faut relire la description que nous avons faite pour avoir celle de la paralysie glosso-labio-laryngée. *Un seul symptôme* fait défaut dans celle-ci, et nous insistons sur l'importance de ce fait, car lui seul doit faire le diagnostic.

Le réflexe massétérin, que nous trouvions exagéré tout à l'heure, fera ici *complètement défaut*. C'est là, nous le répétons, le seul signe différentiel, méconnu peut-être au moment où la maladie de Duchenne et la maladie de Charcot se disputaient avec un égal succès le syndrome glosso-labio-laryngé.

Le nom seul de la *paralysie pseudo-bulbaire* montre que le syndrome qui nous occupe doit s'y trouver au complet. L'analogie est, en effet, frappante ; cependant, pour un esprit prévenu, il est assez facile d'en saisir les différences. Depuis le mémoire du professeur Lépine, de 1877, et intitulé : « Note sur la paralysie glosso-labiée cérébrale à forme pseudo-bulbaire », son nom est resté attaché à cette description, et, depuis, dans toutes les descriptions classiques et dans tous les historiques, on le considère comme ayant attiré le premier l'attention sur ce point. Nous devons dire qu'il n'en a inventé que le nom, qui, d'ailleurs, a fait fortune, mais avant lui, en 1872, Joffroy, dans la *Gazette médicale*, donnait de ces cas une idée fort nette. Nous ne pouvons mieux faire, d'ailleurs, pour en établir le diagnostic différentiel, que de citer ces quelques lignes d'Hallopeau (thèse d'agrégation, 1875, même concours dont fit partie M. Lépine). Hallopeau critique d'abord le nom choisi par Joffroy, qu'il veut réserver à la maladie de Duchenne : « à plus forte raison, nous refuserons-nous à appliquer, comme l'a fait notre ami, M. Joffroy, la dénomination de paralysie glosso-labio-laryngée aux paralysies doubles des lèvres, de la langue et du voile du palais, que l'on peut observer dans les cas de *lésions des deux hémisphères cérébraux* ». C'est net. Puis, il ajoute au sujet du diagnostic : « ... Mais il n'en est plus de même si l'hémiplégie est double ; la parole est très embarrassée, la déglutition gênée et la moitié de la face peu mobile ; il y a là un ensemble de symptômes très analogue à celui que l'on observe dans la maladie de Duchenne, et s'il s'agit d'un cas ancien, dans lequel ces phénomènes aient persisté, alors que la motilité est en partie revenue dans les membres, il peut être très difficile de déterminer quel est le siège des lésions. Les éléments de diagnostic sont les suivants : on peut apprendre par les anamnestiques qu'il y a eu successivement deux attaques apoplectiformes suivies chacune de la paralysie d'une moitié du corps, et ce renseignement suffit pour indiquer qu'il s'agit de lésions cérébrales ;... dans l'hémiplégie double, la paralysie de la face est plus étendue et habituellement moins prononcée que dans les paralysies bulbaires..., les paralysies linguales et labiales, d'origine cérébrale sont toujours incomplètes (Joffroy) ; les mouvements de la langue sont assez affaiblis pour que l'articulation des mots soit très gênée, mais le malade peut, cependant encore, la remuer ;... *l'intégrité bien caractérisée des mouvements réflexes* dans les muscles atteints est encore une présomption en faveur d'une lésion située au-dessus du bulbe ». Si nous ajoutons qu'il ne se produit *pas de troubles trophiques*, que les muscles de la face et de la langue ne s'atrophient pas, tous les caractères différentiels auront été donnés par Joffroy et Hallopeau en 1872 et 1875.

La partie la plus importante de notre diagnostic différentiel est terminée, car nous venons de le faire avec les deux lésions qui se rapprochent le plus par leurs symptômes de notre sclérose à début bulbaire et qui sont les plus difficiles à différencier. Restent une foule de lésions ou de maladies qui peuvent se compliquer de phénomènes bulbaires. Nous les passerons successivement en revue.

La *paralysie générale spinale* se transmet rarement au bulbe; ce fait n'a été noté par Duchenne que dans deux observations, et encore les troubles étaient-ils peu accentués. Les phénomènes périphériques, qui ne manquent jamais, feraient le diagnostic : paralysies et atrophies rapides des membres, en partie ou en totalité, avec absence de contractures et abolition de la contractilité électrique.

La *sclérose en plaques* frappe très fréquemment le bulbe, on peut même dire que cette localisation est la règle. Un des premiers troubles est l'embarras de la parole, et il est parfois le seul accident de paralysie bulbaire. La parole est lente, traînante, les mots sont comme scandés, avec une pause après chaque syllabe. Cette infirmité indique une gène dans les mouvements de la langue et des lèvres, qui sont, en outre, animées parfois d'un tremblement. Chez certains sujets, les troubles de la déglutition se montrent à la fin de la maladie dont ils viennent hâter la terminaison. Dans la sclérose en plaques, les paralysies sont moins complètes, ce sont plutôt des parésies. Le diagnostic se fera par le tremblement des lèvres, la parole scandée, l'absence habituelle d'amyotrophie; cependant, on a noté des cas d'atrophie de la langue.

La *paralysie générale des aliénés* est marquée par des lésions diffuses de tout l'axe cérébro-spinal, et souvent plus intenses au niveau du quatrième ventricule. L'embarras de la parole devient tel que l'on n'entend plus que des syllabes confuses et sans signification, c'est un véritable bredouillement, dû d'abord au manque de coordination des mouvements, plus tard à de véritables paralysies. Les troubles de déglutition sont souvent prononcés. Le bredouillement, l'absence d'atrophie, les autres troubles cérébraux, aideront au diagnostic.

Les *lésions en foyer* sont rares au bulbe. Ce sont des ramollissements ou des hémorragies. Cliniquement, il est impossible de les distinguer, et l'état antérieur du malade peut seul autoriser les hypothèses. Hallopeau résume ainsi leur symptomatologie : « La maladie débute *soudainement*, habituellement *sans perte de connaissance*, par des paralysies qui affectent surtout la langue, les lèvres et souvent aussi les membres. Elles prédominent fréquemment dans une moitié du corps et coïncident rarement avec de l'anesthésie ; la partie supérieure de la face est respectée ; il se produit bientôt une amélioration sensible qui peut être définitive ; plus souvent la maladie récidive ; elle peut entraîner rapidement la mort des malades ». Les paralysies par foyer bulbaire ont donc pour signes importants leur début brusque et une amélioration plus ou moins accentuée, tout au moins passagère.

Les *tumeurs et compressions* du bulbe siègent à sa partie antérieure et provoquent des paralysies ou des contractures dans les membres. C'est ce qui a lieu le plus souvent, mais la compression peut être assez intense pour déterminer des paralysies bulbaires par compression des noyaux ou des nerfs qui en partent. Dans tous les cas, les phénomènes périphériques symétriques sont presque constants.

Les *traumatismes* sur la tête ou la région du bulbe peuvent déterminer des symptômes dont la marche est exactement la même que dans les cas de foyer bulbaire.

La *méningite de la base* avec les paralysies des divers nerfs se trahirait rapidement par ses trois signes cardinaux.

L'*apoplexie*, *la commotion cérébrale*, *l'urémie*, ne sauraient nous arrêter, malgré les phénomènes bulbaires qui les accompagnent : elles sont trop faciles à reconnaître.

L'*aphasie transitoire* des syphilitiques ne ressemble en rien à la parole nasonnée, au grognement. La déglutition se fait bien, la langue et les lèvres ne sont ni paralysées ni atrophiées.

L'*hystérie*, qui peut tout simuler, fait aussi des paralysies bulbaires, dont l'aphonie est la plus fréquente. On a cité un cas dans lequel il était survenu, à la suite d'une attaque hystérique, une gène considérable de la déglutition et de la mastication, en même temps que de l'aphonie. On s'aidera du début brusque, des stigmates d'hystérie; l'atrophie ne se montrera jamais.

Nous ne faisons que mentionner les troubles circulatoires et respiratoires et la paralysie du voile du palais, qui peuvent survenir au moment de la convalescence de la *diphthérie.* Les commémoratifs en indiqueront suffisamment la cause. Mais, si le bacille de Lœffler pullule sans troubles généraux et sans fausse membrane apparente, le diagnostic sera difficile: la notion épidémique, l'évolution, et peut-être l'examen bactériologique, seront les seuls éléments du diagnostic.

Nous signalerons pour terminer les paralysies bulbaires consécutives aux *maladies aiguës,* et spécialement à *la fièvre typhoïde,* elles sont très rares. Il suffit d'être prévenu, les circonstances étiologiques conduiront au diagnostic nosologique.

MARCHE, DURÉE, PRONOSTIC

I. *Marche.* — Les accidents initiaux sont parfois exclusivement bulbaires, et sont ceux que nous avons décrits. Parfois ils se font simultanément au bulbe et aux membres supérieurs. Dans des cas très rares, et nous en avons un exemple dans l'observation I, un second foyer se développe simultanément à la partie inférieure de la moelle, et toute la partie intermédiaire est absolument intacte ; il se fait deux foyers de sclérose indépendants et contemporains. Enfin, il arrive que les phénomènes bulbaires suivent de près, de quelques jours ou d'un mois, le début d'une sclérose dont les lésions initiales ont atteint les membres supérieurs. Nous considérons ces cas comme faisant partie de notre groupe, bien qu'ils ne soient pas à proprement parler à début bulbaire. Les observations que nous rapportons nous autorisent pleinement à le faire, car ils s'en rapprochent complètement par la durée et le pronostic ; d'ailleurs la différence est petite, et quelques jours d'intervalle entre l'apparition des deux groupes de phénomènes sont vraiment quantité à négliger.

Habituellement, la sclérose latérale amyotrophique, et c'est l'opinion classique, s'attaque au renflement cervical de la moelle, s'y attarde quelque temps, puis, continuant son œuvre de destruction, descend aux étages inférieurs et arrive au renflement lombaire. Suivant enfin un chemin inverse, elle remonte vers le bulbe, dont la destruction des faisceaux et des noyaux provoque dans un temps très limité l'apparition des accidents ultimes. Il serait donc tout naturel de penser que si ces mêmes accidents, dernière phase obligatoire de la maladie, en deviennent la première phase, la mort du malade doive en être la conséquence dans un délai assez court, avant que la moelle soit entièremment détruite. C'est d'ailleurs ce que Florand pensait quand il écrivait que si l'individu meurt sans avoir présenté d'autres symptômes que ceux de la paralysie glosso-labio-laryngée, on peut supposer que l'altération des noyaux du bulbe a tué le malade avant que les lésions des cordons latéraux aient eu le temps de se manifester. C'est que Florand supprimait la paralysie bulbaire de Duchenne pour la rattacher tout entière à la maladie de Charcot. Il n'en est rien en effet, et bien que le bulbe soit l'aboutissant de toute sclérose à forme commune et le moyen qu'elle emploie pour tuer le malade, il semble qu'elle considère sa proie comme insuffisante lorsqu'elle s'y est attaquée d'emblée. Elle détruit d'abord les pyramides et les noyaux, mais juste assez pour ne pas annihiler complètement les fonctions qu'ils commandent : elle respecte les centres nécessaires à la vie. De là, elle descend, détruit successivement tous les étages de la moelle, et c'est alors, quand il n'y a plus rien à détruire, qu'elle revient à son œuvre première, l'achève par l'atrophie des dernières fibres et cellules bulbaires, et elle tue le malade.

Il semble donc que, dans ces formes à début bulbaire, une fois le syndrome glosso-labio-laryngé ébauché, il se fasse un arrêt plus ou moins long, pendant lequel les bras et les jambes se paralysent et s'atrophient, puis les phénomènes bulbaires s'accentuent de nouveau et le malade meurt. Dans ces formes la paralysie bulbaire évolue donc en deux temps : l'un initial, l'autre final, entre lesquels elle s'immobilise ou marche avec une certaine lenteur.

Il se passe quelque chose d'analogue dans le tabes bulbaire, où les parties supérieures sont atteintes les premières. Le malade perd la vue, mais le tabes ne s'aggrave pas et est indéfiniment prolongé.

Nos observations sont concluantes sur ce point. Dans aucune la mort n'est notée avant que la moelle n'ait été prise dans toute sa hauteur; dans celles où la maladie est en voie d'évolution, on voit successivement tous les étages se prendre. Dans l'observation I, la seule où les membres supérieurs soient sains, le début date de quatre ans, la maladie menace de s'éterniser, et il serait bien invraisemblable que les deux foyers de sclérose que nous y trouvons ne se rejoignent un jour ou l'autre.

Nous avons cherché dans la littérature médicale des observations qui soient en contradiction avec le fait que nous avançons. Le hasard a voulu que nous n'en trouvions point. Toutes les scléroses à début bulbaire ou bulbo-médullaire, qu'elles soient à marche lente ou rapide, se sont successivement étendues à tout l'axe.

Nous ne voulons pas prétendre, cependant, qu'il en soit toujours ainsi, car la raison peut concevoir que la lésion s'étende aux noyaux indispensables dans un délai peu éloigné du début ; mais nous pensons que, dans la grande majorité des cas, les faits doivent être comme nous les avons énoncés.

Ces quelques considérations feront aisément comprendre la deuxième partie de ce chapitre ayant trait à la durée de la forme qui nous occupe, et feront plus facilement accepter ce qu'elle aura d'inattendu et de révolutionnaire dans ses conclusions.

II. *Durée.* — Nous avons vu, en décrivant la sclérose latérale amyotrophique à forme commune, que sa durée moyenne fixée par Charcot est de 18 mois à 2 ans, avec un minimum de 6 mois, et un maximum de 5 ans. Tous les auteurs le répètent, et c'est absolument vrai. Nous avons consulté un grand nombre d'observations, et nous avons vu que la grande majorité des malades succombaient au bout d'un an ou deux ans de maladie au plus, et qu'il était fort rare de les voir résister plus longtemps. Nous pensons que les scléroses *évoluant en plus de deux ans* sont plutôt l'exception.

La mort est attribuée aux phénomènes bulbaires, aux altérations des noyaux du pneumogastrique et du spinal, et, par suite, à des troubles de la circulation ou de la respiration, syncope ou asphyxie. Le malade meurt par le bulbe, et il court le plus grand danger dès que celui-ci est touché. Nous rappelons à cet égard l'importance considérable qu'attachait Duchenne à la disparition des mouvements de diduction de la mâchoire; elle indiquait, pour lui, que les altérations avaient envahi le noyau moteur de la 5e paire et que l'on pouvait présumer que le noyau du pneumogastrique, situé dans le voisinage, serait prochainement atteint.

Puisque les malades atteints de sclérose latérale amyotrophique meurent quand la lésion arrive au bulbe, il était tout naturel de penser que la sclérose à début bulbaire est fatale dans un avenir très prochain et que le danger, qui habituellement menace le malade à la fin de la maladie, *le menace ici dès le commencement*. C'est, en effet, l'opinion en cours, et, depuis Charcot, on considère cette forme comme beaucoup plus redoutable à bref délai. Dans cette appréciation du pronostic et de la durée de la maladie, les auteurs ne tiennent aucun compte de sa forme ; qu'elle soit commune ou à début bulbaire, ce qui doit jeter l'alarme, disent-ils, c'est *l'apparition du syndrome glosso-labio-laryngé.*

Sur ce point, l'accord est unanime et nous pourrions citer tous les auteurs sans rencontrer la moindre discordance. Quelques phrases nous ont particulièrement frappé. Hallopeau, dès 1875, écrivait : « L'existence de paralysies bulbaires a toujours une signification pronostique fâcheuse, car l'on doit craindre, dans tous les cas, l'extension des lésions aux noyaux des pneumogastriques, et, par conséquent, *la mort rapide* ou subite ».

En 1887, Florand ne disait-il pas, en cherchant à démontrer qu'il n'y a pas de paralysie glosso-labio-laryngée de Duchenne : « Quand on les observe seuls (les phénomènes bulbaires), on peut en conclure qu'ils ont tué le malade par leur gravité et leur intensité, sans laisser aux phénomènes médullaires le temps de se développer ». Si l'idée était fausse, elle indiquait au moins combien Florand et Charcot, son maître, tenaient les phénomènes bulbaires dans la sclérose latérale amyotrophique comme graves et rapidement mortels. Voici, d'ailleurs, la dernière conclusion de la thèse de Florand : « La marche de l'affection est fatalement progressive. Sa rapidité est subordonnée au plus ou moins d'intensité des phénomènes bulbaires ».

Plus près de nous, Raymond écrit : « Cette maladie (sclérose latérale amyotrophique) aboutit au terme fatal dans un délai relativement court, *parce que l'envahissement de la zone dangereuse*, l'envahissement du bulbe est inévitable, obligatoire, ne l'oubliez pas ».

Enfin, nous lisons dans les cliniques de Brissaud : « Aux lésions bulbaires est due l'apparition des accidents ultimes, après une période dont la durée varie de six mois à un an, et au cours de laquelle on assiste à l'évolution toujours fatale d'une paralysie glosso-labio-laryngée ». Puis il ajoute : « La paralysie glosso-labio-laryngée *doit toujours* nous faire redouter des accidents cardio-respiratoires *à bref délai* ».

Enfin, Brissaud prononce cette phrase malheureuse : « En effet, les manifestations bulbaires datent du début même de la maladie, et lorsqu'il en est ainsi, la paralysie glosso-labio-laryngée n'est pas seulement une complication à prévoir dans un avenir plus ou moins éloigné, *c'est un danger imminent et à courte échéance* ».

Nous disons que c'est une phrase malheureuse, car Brissaud la prononçait au sujet d'un malade qui mourut dans les huit jours qui suivirent, il est vrai, mais dont la maladie avait débuté le 1er octobre 1891 par le bras droit ; un mois plus tard, jour pour jour, la parole était devenue embarrassée et la déglutition difficile, le membre supérieur gauche ne fut envahi que le 15 février, puis ce fut le tour des membres inférieurs. La maladie avait évolué *en deux ans,* et Brissaud parle *de danger imminent et à courte échéance !*

Non ! la sclérose latérale amyotrophique à début bulbaire n'est *pas plus rapidement fatale* que la forme commune. Il sera facile de démontrer, nous semble-t-il, que son évolution se fait souvent dans les mêmes limites, et que très souvent elle dépasse et de beaucoup le terme classique.

Déjà, en 1892, P. Marie, dans ses leçons sur les maladies de la moelle, disait : « Les malades chez lesquels le début s'est fait par des troubles bulbaires meurent-ils plus rapidement que les autres ? Oui, en général, mais cette règle est loin d'être sans exceptions, et l'on risquerait fort de se tromper, si l'on voulait d'après le mode de début fixer le laps de temps qui reste à vivre aux individus atteints de sclérose latérale amyotrophique ». L'idée était née, encore timide et indécise, nous la préciserons plus loin.

Un peu plus tard, en 1894, MM. Grasset et Rauzier rapportent les principaux traits de l'observation d'une dame (observation III de notre travail), dont l'affection avait commencé en 1886. Les premiers phénomènes furent : impossibilité de prononcer certaines lettres, de retenir la salive par suite d'une paralysie de l'orbiculaire des lèvres ; une intense salivation ; puis est survenue une atrophie Aran-Duchenne ;

enfin, les membres inférieurs ont été atteints à leur tour de paralysie spasmodique, et ces auteurs ajoutent, sans en tirer de conclusions : « Ce cas est remarquable, non seulement par son mode de début, mais encore *par la longue durée de l'affection* ». Cette dame mourut en décembre 1893 après une maladie de *plus de sept ans*.

Dire, avec Marie, que nos malades doivent mourir plus rapidement que les autres, mais que cette règle est loin d'être sans exceptions, cela nous paraît tout à fait insuffisant. Que l'on n'aille pas cependant nous objecter que nous cherchons à substituer à la formule trop absolue des classiques une autre formule non moins exclusive. Nous admettons qu'il est des cas de sclérose à début bulbaire à évolution très rapide, mais elles ne sont pas en plus grand nombre que dans la forme commune. Elles tuent vite parce que la lésion évolue vite, et non à cause de sa localisation, de même que l'on voit des scléroses débuter par les membres supérieurs, remonter dans la moelle, marcher avec rapidité et tuer le malade par le bulbe en moins d'un an. Un fait curieux nous a même frappé. Dans beaucoup de travaux sur la maladie de Charcot, où se trouvent un grand nombre d'observations, il n'est pas rare de trouver une observation de début bulbaire encadrée de deux observations de forme commune, la première évoluant en 2 ans, 2 ans et demi, les secondes tuant le malade en un an et moins. Nous avons à peine pu trouver une ou deux observations de début bulbaire ayant évolué avec rapidité. Raymond rapporte celle d'une vieille femme qui mourut assez rapidement, mais c'est à la suite d'une broncho-pneumonie. Florand rapporte celle d'un baron russe X..., en la qualifiant de sclérose bulbo-médullaire à marche rapide, mais le baron russe n'était qu'au cinquième ou sixième mois de sa maladie et n'avait aucune envie de mourir et ne fut plus revu.

C'est tout ce que nous avons pu trouver, et il faut avouer que c'est peu pour pour soutenir l'opinion classique du *danger imminent, et à courte échéance* des phénomènes bulbaires.

Nos observations ont été choisies parmi les scléroses à début bulbaire. Nous avons laissé de côté celles dont les malades avaient été perdus de vue à une époque peu éloignée du début, et qui ne permettaient ainsi aucune conclusion. Nous avons, au contraire, pris à peu près toutes celles dont les malades avaient succombé ou qui, sans être morts, étaient malades depuis un temps suffisamment long.

Les faits sont éloquents par eux-mêmes, il suffit de les faire parler, et les conclusions se déduiront seules.

Nous plaçons ici un tableau synthétique de nos observations, où sont notés le mode de début, la durée, et où nous indiquons si la maladie s'est terminée par la mort ou si elle est encore en voie d'évolution. Il fait nettement saisir d'un seul coup d'œil la longue durée de ces débuts bulbaires, et n'a pas besoin de commentaire.

OBSERV.	MODE DE DÉBUT	DURÉE	ÉVOLUTION
I	Bulbo-médullaire	4 ans	En voie d'évolution
II	Bulbo-médullaire	2 ans	En voie d'évolution
III	Bulbaire	7 ans	Mort
IV	Bulbo-médullaire	4 ans 1/2	Mort
V	Bulbaire	3 ans	Mort
VI	Bulbo-médullaire	2 ans 1/2	Mort
VII	Bulbaire	2 ans 1/2	Mort
VIII	Bulbaire	2 ans	Mort
IX	Bulbaire	2 ans	En voie d'évolution
X	Bulbaire	8 mois	En voie d'évolution

Tous les raisonnements et toutes les discussions ne sauraient s'élever contre l'éloquence de ce tableau, les faits sont là et ils ne sauraient être repoussés. Admettons que quelques faits nous aient échappé, et que quelques débuts bulbaires aient évolué avec rapidité, nous ne saurions le nier, et nous-même en avons trouvé, mais ils sont en infime minorité. Tous les cas, au contraire, suivis pendant un temps suffisamment long n'ont presque jamais d'évolution inférieure à deux ans, ils atteignent facilement 3 ans, 4 ans, et, dans des cas exceptionnels, jusqu'à 7 ans.

Nous posons donc ce principe que la sclérose latérale amyotrophique à début bulbaire *n'a pas une durée inférieure à la forme commune.* Elle évolue aussi lentement qu'elle, et nous prétendons, au contraire, que, dans le plus grand nombre des cas, elle semble s'immobiliser au bulbe, tandis que la lésion détruit l'axe médullaire, et qu'elle tue ensuite le malade dans un délai *presque toujours supérieur à deux ans,* délai qui forme la moyenne élevée dans la forme commune.

III. *Pronostic.* — Le pronostic se trouve d'autant modifié. Il reste toujours fatal, car la sclérose latérale amyotrophique tue sûrement, l'issue en est la même. Mais *le pronostic de durée change,* et il suffit de se rappeler que cette maladie est de toutes les scléroses systématiques de la moelle celle dont l'évolution est la plus rapide, pour que l'on nous pardonne d'avoir osé soutenir ce paradoxe, qui sera la conclusion originale de notre thèse : « Le début bulbaire est ce qui peut arriver de meilleur chez un malade atteint de sclérose latérale amyotrophique ».

CONCLUSIONS

I. — La sclérose latérale amyotrophique à début bulbaire est caractérisée par les symptômes paralytiques et atrophiques du syndrome glosso-labio-laryngé, accompagnés de l'exagération du réflexe massétérin : c'est celui-ci qui doit servir de base au diagnostic différentiel.

II. — Elle tue rarement le malade avant que tout l'axe bulbo-médullaire soit détruit. Elle procède ainsi en plusieurs temps : s'attaque d'abord au bulbe, puis les phénomènes bulbaires semblent subir un temps d'arrêt pendant que les lésions envahissent la moelle, enfin les phénomènes bulbaires emportent le malade.

III. — Sa durée n'est en rien inférieure à celle de la forme commune. Dans la très grande majorité des cas elle évolue en deux ans, deux ans et demi, ce qui est considéré comme une moyenne un peu élevée dans la forme commune. Les cas ne sont pas rares où elle peut durer trois, quatre ans, et plus.

IV. — En somme, la sclérose latérale amyotrophique à début bulbaire évoluerait dans un délai plus long que ne le disent les classiques, et le pronostic, fatal quant à l'issue, serait relativement moins sévère au point de vue de la durée, et permettrait une survie le plus souvent supérieure à la durée moyenne de la forme commune,

INDEX BIBLIOGRAPHIQUE

J. M. Charcot. — Archives de physiologie, 1869. Leçons sur les maladies du système nerveux, t. II. Paris, 1877.

Charcot et Marie. — Archives de neurologie, 1885.

Krishaber. — Gazette hebdomadaire, 1872.

Joffroy. — Gazette médicale, 1872.

Hallopeau. — Des paralysies bulbaires. Thèse d'agrégation, 1875.

Gombault. — Etude sur la sclérose latérale amyotrophique. Thèse de Paris, 1877.

Déjerine. — Etude anatomique et clinique sur la paralysie glosso-labio-laryngée. Archives de physiologie, août 1883.

Vulpian. — Leçons sur les maladies de la moelle, t. II. 1886.

Florand. — Sclérose latérale amyotrophique. Thèse de Paris, 1887.
— Gazette des Hôpitaux, p. 600, 1887.

P. Marie. — Leçons sur les maladies de la moelle. Paris 1892.

Galavielle. — Des paralysies pseudo-bulbaires d'origine cérébrale. Thèse de Montpellier, 1893.

J. Grasset et G. Rauzier. — Maladies du système nerveux. Montpellier et Paris, 1894.

Durrante. — Thèse de Paris, 1895

E. Brissaud. — Leçons sur les maladies du système nerveux. 1re série. Paris 1895.

Pinganaud. — Contribution à l'étude de la sclérose latérale amyotrophique. Thèse de Paris, 1896.

F. Raymond. — Leçons sur les maladies du système nerveux. 1re série. Paris 1896. 2e série. Paris 1898.

SERMENT

En présence des Maîtres de cette École, de mes chers condisciples et devant l'effigie d'Hippocrate, je promets et je jure, au nom de l'Être suprême, d'être fidèle aux lois de l'honneur et de la probité dans l'exercice de la Médecine. Je donnerai mes soins gratuits à l'indigent, et n'exigerai jamais un salaire au-dessus de mon travail. Admis dans l'intérieur des maisons, mes yeux ne verront pas ce qui s'y passe; ma langue taira les secrets qui me seront confiés, et mon état ne servira pas à corrompre les mœurs ni à favoriser le crime. Respectueux et reconnaissant envers mes Maîtres, je rendrai à leurs enfants l'instruction que j'ai reçue de leurs pères.

Que les hommes m'accordent leur estime si je suis fidèle à mes promesses! Que je sois couvert d'opprobre et méprisé de mes confrères si j'y manque!